Fit wie ein Turnschuh mit Baobab.

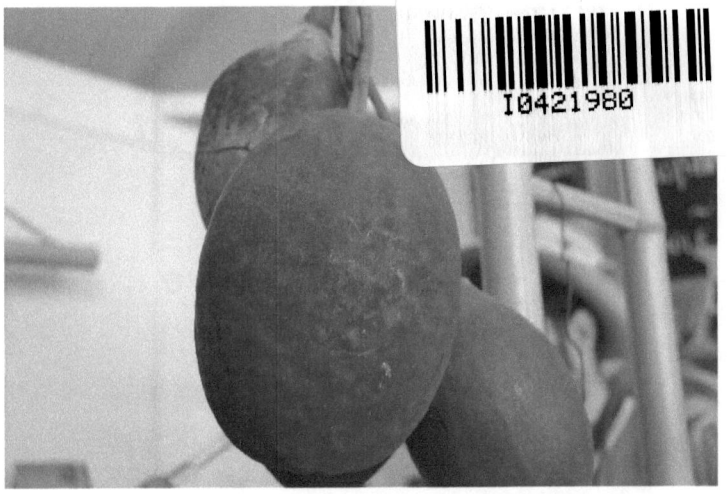

ein uraltes Natur-Pulver revolutioniert!

Monika Braun

EIN SPRICHWORT AUS UGANDA:

„Die beste Zeit, einen Baum zu pflanzen,
war vor zwanzig Jahren.

Die nächstbeste Zeit ist jetzt."

Vorwort

Hallo liebe Leser und Leserinnen.

Erstmals Danke für den Kauf dieses Handbuches zum Baobab Heilpulver. Ein Naturpulver welches, soviel sei verraten, Sie fit und zu jungen Leben erweckt.

Die Zeiten von Schlaffheit und Energielosigkeit gehören bald der grauen Vorzeit an. Sie fühlen sich wie neu geboren. Versprochen.

Aber HALT – der Reihe nach:

Mein Name ist Monika Braun. Ich bin Autorin von verschiedenen Gesundheitsratgebern, welche bei Amazon stets angenehme Platzierungen in der Bestseller - Liste erhalten.

Wer in der Vergangenheit ein E-Book von mir kaufte weiß, dass ich immer versuche alternative, nicht so bekannte Naturheilmittel vorzustellen. Selbige teste ich persönlich auf Herz und Nieren.

Ebenso wende ich diese über einen längeren Zeitraum an, bevor ich darüber berichte. So auch heute.

Ich möchte Sie auf ein Naturprodukt aufmerksam machen, mit dem Namen: **Baobab**. Und wenn ich sagen „Natur", dann meine ich es durchaus wörtlich. Dazu später mehr.

Erstmal die Kurzform über Baobab.

Das Baobab Fruchtpulver ist bereits seit Jahrtausenden eine einwandfreie Nährstoffquelle aus der Natur für die Gesundheit.

Auch in Europa gewinnt Baobab immer mehr an Bedeutung. Warum?

Nun, mittlerweile redet man darüber, wie hier und jetzt. Nicht nur wissenschaftliche Studien erklären die fantastische Wirkung von Baobab auf den Körper.

Es ergaben sich im Laufe der Zeit einfach Erfahrungswerte, welche uns staunen lassen.

Viele der bei uns häufig auftretenden Darmbeschwerden, Störungen des Immunsystems, krasse Blutfettwerte, Leberbeschwerden oder erhöhter Blutzucker werden durch dieses Naturprodukt ausgeglichen.

Verstehen Sie mich bitte richtig: zweifellos ist Baobab kein Heilmittel für all die vorab benannten schweren Krankheiten, sofern Sie seit einem längeren Zeitpunkt darunter leiden. Eine Behandlung durch den Arzt ist dann lebenswichtig.

Dennoch sollte man die Augen für weitere Linderungsmöglichkeiten nicht verschließen. Vor allen Dingen, wenn diese aus der Natur kommen.

Hinweis: Da Baobab ein rein biologisches Produkt ist, können Diabetiker dieses Naturprodukt ebenso einnehmen.

Mutter Natur schenkt und mit Baobab ein reines Nahrungsergänzungsmittel, welches ideal für die eigene Gesundheitsvorsorge dient.

Und das ist es doch, was wir wollen. Wir alle möchten nicht bewusst erkranken. Also warum sollen wir nicht im Vorfeld Vorsorge betreiben.

Baobab hat mich wirklich aufgrund seiner Wirkungsweise vollkommen überzeugt und ich lasse in keiner Weise Schlechtes darauf kommen, es stärkt mein Immunsystem.

Die Folge: „Keine Chance für Grippeviren, etc.".

Auch kann ich nur Positives berichten, dass durch die tägliche Einnahme von Baobab in Kombination mit Sternanis, ein lang anhaltendes Darmproblem erheblich abgeklungen ist.

Nun, letzteres ist ein heikles Thema und man spricht nicht so offen darüber, aber was soll es. Baobab hat mir geholfen und das sollte erwähnt werden.

Mit diesem Ratgeber möchte ich Ihnen die kolossalen Vorteile und Anwendungen dieses Naturgesundheitspulver näher bringen.

Sollten am Ende immer noch Bedenken auftreten, mein Tipp: „**Sprechen Sie mit Ihrem Arzt, beziehungsweise fachkundigen Heilpraktiker/in über dieses Naturmittel.**"

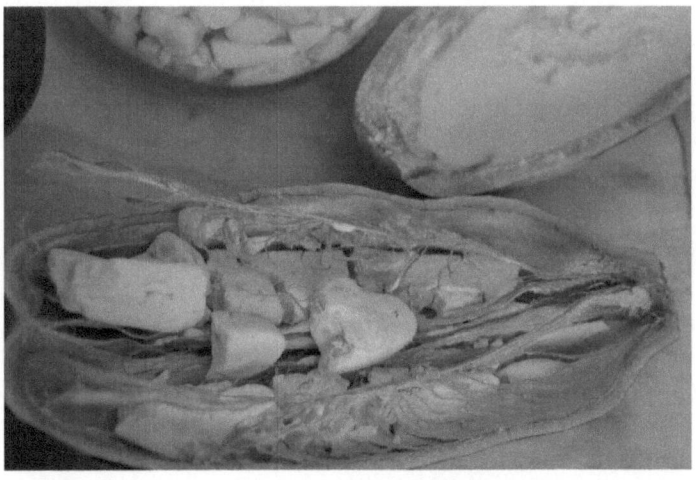

Inhaltsverzeichnis

Baobab? Was ist das?
Woher kommt es?

Kurz gesagt, das pure Baobab–Fruchtpulver ist ein Naturprodukt und reift in den Früchten des Baobab Baumes.

Er wird auch liebevoll Apothekenbaum, Zauberbaum oder Lebensbaum genannt.

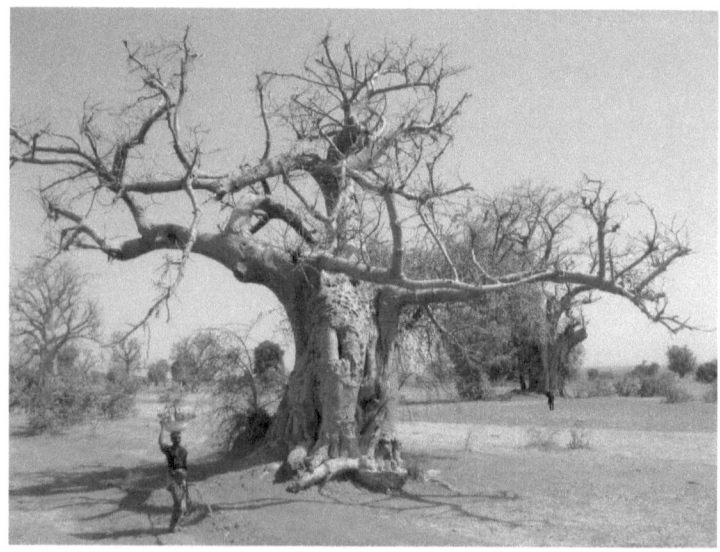

Beginnen möchte ich mit den Vorteilen dieses machtvollen Baumes.

Der Lebensbaum ist in der afrikanischen Savanne heimisch. Es ist mit seiner Größe in Wirklichkeit der beeindruckteste Baum, den ich je in meinem Leben gesehen habe.

Bei einer Höhe von bis zu fast 25 Meter, können die Äste ein Dach mit über 20 Meter Durchmesser bilden.

Sehen Sie sich die Aufnahme an. Echt imposant. Der Baum selbst kann mehrere Tausend Jahre alt werden.

Der Umriss eines Baobabs ist aus weiter Ferne sichtbar.

Auf Wikipedia finden Sie zahlreiche Aufnahmen:

http://de.wikipedia.org/wiki/Afrikanischer_Affenbrot baum

Die ersten Blüten kommen nach einigen Jahren.

Beispiel: In Westafrika blüht der Affenbrotbaum das erstmals Mal in einem Zeitraum von acht bis zehn Jahren.

In Ost- und Südafrika allerdings erst, wenn er mindestens 16 Jahre alt geworden ist. Dann jedoch während der gesamten 365 Tage. Die Früchte des Baumes entwickeln sich in einer Zeitspanne von fünf bis sechs Monate nach der Blüte.

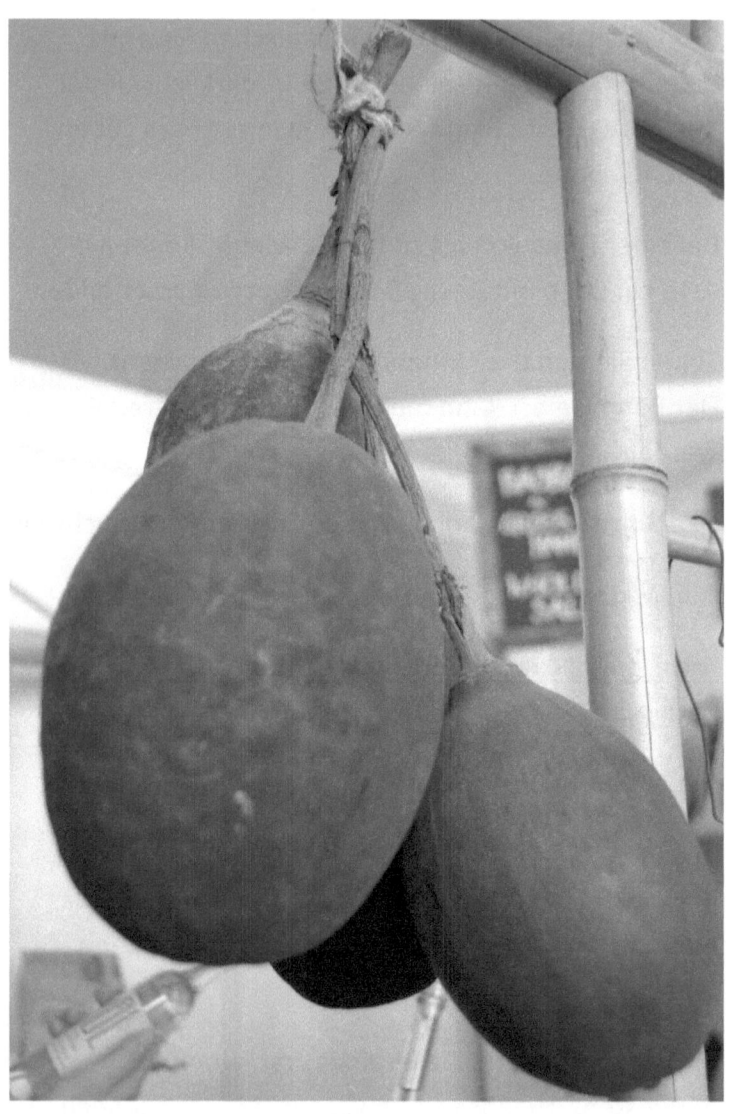

Diese eiförmigen Früchte sehen befremdlich aus und das erste Mal, als ich so eine Frucht in der Hand hielt, kam spürbar Skepsis auf.

Das Gefühl, eigenartig. Denn die harte, hölzerne Schale ist von grünen und gelben Härchen bedeckt.

Beim Öffnen entdecken wir im Inneren mehrere Samenkerne, die in einem pulvrigen weißen Fruchtfleisch liegen. Es liegt darin absolut rein und zur Einnahme bereit.

Gigantisch!

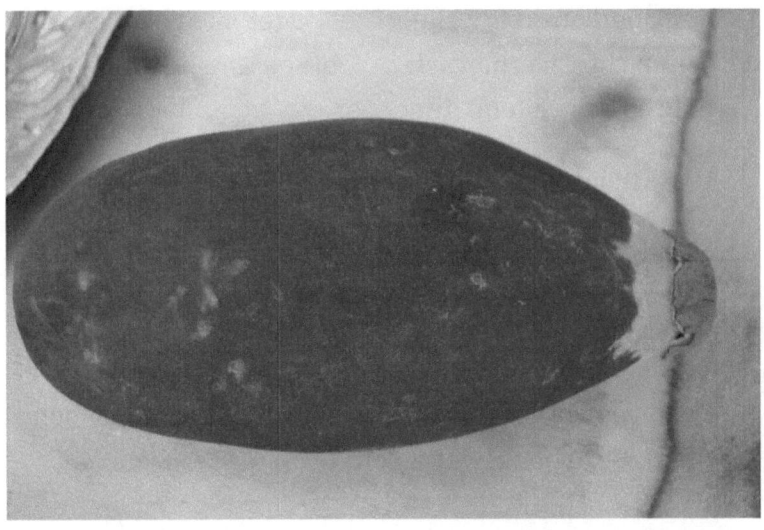

Sein Name leitet sich aus der arabischen Bezeichnung bu hibab ab, Frucht mit zahlreichen Samen.

Der meterhohe Stamm besteht aus schwammartigen Fasern, die viel Wasser speichern und den Baum so auch durch eine längere Trockenzeit am Leben halten.

Das ausgeprägte Wurzelsystem trägt ebenfalls zu der erstaunlichen Dürreresistenz bei.

Im unbelaubten Zustand erinnert die Ast Krone an ein Wurzelgeäst, was zu der Legende beigetragen hat, der Affenbrotbaum sei ein vom Teufel verkehrt herum gepflanzter Baum. Und wer das Bild ansieht, könnte der Überlieferung beipflichten, oder nicht? Ob diese Geschichte allerdings der Wahrheit entspricht, man mag es bezweifeln. Aber egal.

Was ich interessant fand:

Es besteht die Möglichkeit sich Setzlinge eines Affenbrotbaumes / Lebensbaum zu kaufen. Auf Gesundheitsmessen oder evtl. auch im Internet.

Doch wie vorher erwähnt, brauchen Sie einen langen Atem. Beziehungsweise Zeit.

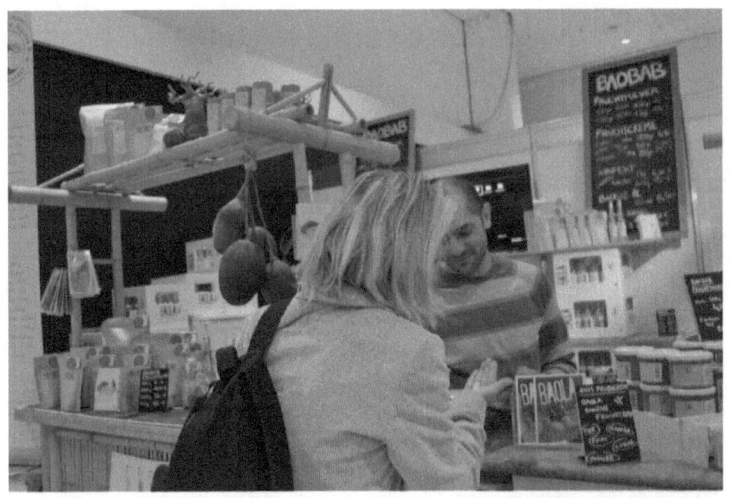

Ich erwarb auf der Messe einen „Mini – Lebensbaum"
und er „wohnt" nun in einer Ecke in meinem
Gewächshaus.

Sicher und gut behütet, aber ob das jemals etwas wird.
Trotz positive Grundeinstellung habe ich meine
Zweifel.

Er wächst zwar kontinuierlich ein bisschen, aber ob ich
jemals Früchte ernten werde, ich denke, dies wird mir
verwehrt bleiben.

Ich muss allerdings sagen, es ist mir egal.
Er sieht gut aus und wer Bonsai liebt, wird auch an
dem Affenbrotbaum oder besser Apothekerbaum
Vergnügen finden.

Ein Sprichwort aus Uganda lautet:

„Die beste Zeit, einen Baum zu pflanzen, war vor zwanzig Jahren.

Die nächstbeste Zeit ist jetzt."

Im Winter ist dann Erntezeit angesagt und die Menschen im Senegal freuen sich über diese (schweißtreibende) Arbeit.

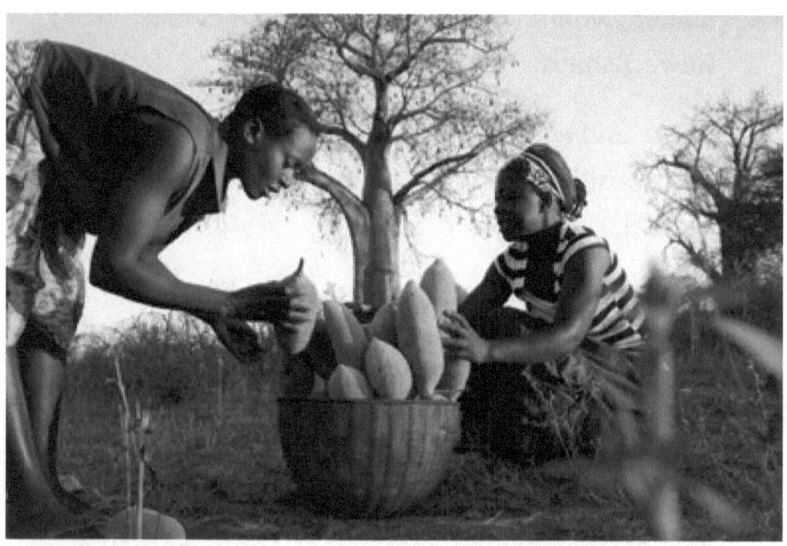

Am Baobab Baum werden nach einer üppigen Blütezeit endlich die Früchte reif.

Und warum spreche ich immer von einem Naturprodukt?

Weil das Baobab Fruchtpulver total von alleine im Innern der Früchte reift. Ohne Zusätze, ohne Pflege etc.

Das geschieht folgenderweise.

Der Baum selbst entzieht den Früchten im Laufe der Reifung die Feuchtigkeit und so entsteht in der holzigen Schale das geniale Fruchtpulver mit den ungeheuerlichen Wirkstoffen.

Öffnet man diese Schale, fällt einem das reine Pulver entgegen.

Verschiedentlich noch als kleine Pulverbrocken. Ich möchte Ihnen nachfolgend einige Aufnahmen einfügen, damit Sie eine Vorstellung bekommen.

Diese nachfolgenden Aufnahmen sind meine erste Livebegegnung mit dem Naturprodukt Baobab.

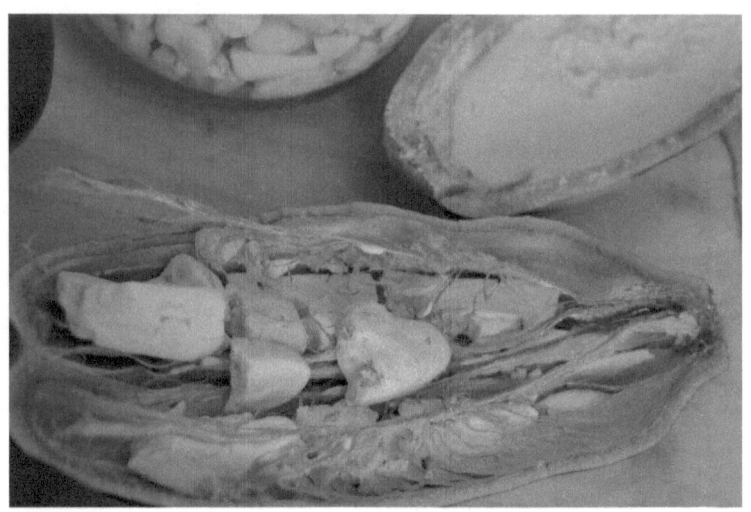

Die Schale ist geöffnet, darin das wohlschmeckende Baobab-Fruchtpulver (rechts oben) und kleine Brocken.

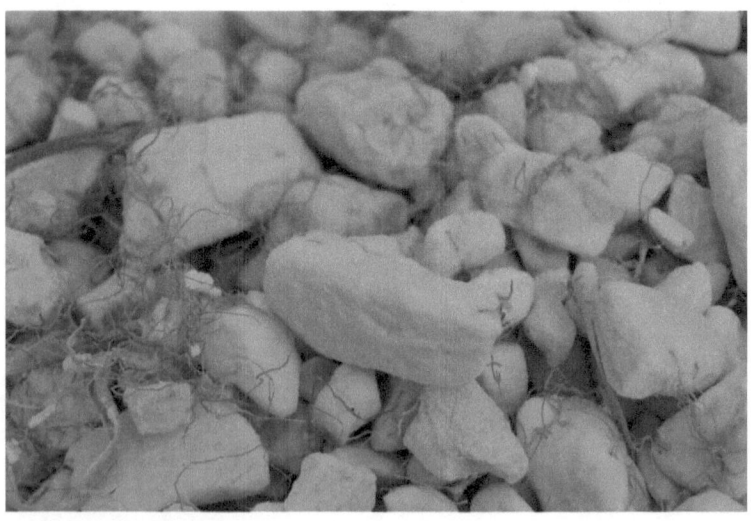

Gut, das Pulver haben wir, aber wie schmeckt es?

Wie schmeckt Baobab Fruchtpulver?

Dieses natürliche Fruchtpulver ist ein hochwertiges Nahrungsergänzungsmittel. Dies erwähnte ich bereits.

Das auch für uns Menschen essbare Fruchtfleisch ist weiß, schmeckt wegen dem Vitamin C-Gehalts etwas säuerlich.

Dennoch schmackhaft – es ist kurz gesagt eine heilsame Bereicherung in der Küche und für Ihre Gesundheit.

WICHTIG:

Das Baobab Pulver ist nicht nur für einen vegan, lebenden Menschen. Sondern auch für „Normalos"

Eine Frage, welche bei Diskussionen im Bekanntenkreis immer gerne aufkommt. Deshalb möchte ich nochmals erwähnen, Baobab ist für alle ein Lebensplus!

Wenn bereits seit Jahrtausenden Baobab Pulver in Afrika zum Zubereiten von Speisen und Getränken verwendet wird, kann es sicherlich für uns Europäer nicht schädlich sein.

Der Geschmack von Baobab Pulver ist spritzig, nachhaltig geprägt von Karamell und reifer Grapefruits.

Es kann mit Wasser oder natürlichen Fruchtsäften (hervorragende Erfrischung) gemischt werden.

Allerdings sollten Sie Baobab in Wasser auflösen, dann bitte kein kochendes verwenden, da es sonst zu einem Verlust an wertvollen Nährstoffen kommt.

Seit Kurzem benutze ich Baobab ebenfalls zum Verfeinern von Desserts, als Zugabe bei Smoothies und zum Backen.

Meine Familie ist ganz verrückt nach den englischen Brötchen, auch Scones genannt.

Siehe bei Rezepten weiter unten in diesem Ratgeber.

Meine tägliche Dosierung von Baobab sind:

ca. 1 bis 3 Teelöffel

Eine kleine persönliche Warnung, oder auch gut gemeinter Rat:

Nehmen sie das Fruchtpulver **niemals pur** ein. Ja lachen Sie nicht, ich weiß, wovon ich spreche.

Das erste Mal, als ich mit Baobab in Berührung kam, übermannte mich eine extreme Ungeduld und ich wollte rasch wissen, wie es schmeckt.

Ohne nachzudenken, steckte ich einen gehäuften Teelöffel reines Baobab Pulver in den Mund. Ohne Wasser etc. wirklich pur.

Puh, ich drohte zu ersticken.

Das Pulver ist so „staubig", dass ich es anfangs nicht herunter bekommen habe. Ich drohte zu ersticken. Als mir meine Augen fast aus dem Kopf gefallen sind, ich mit Händen und Füßen umher wedelte, gab mir jemand ein Glas Wasser.

Langsam, nach mehreren Minuten wurde ich dann wieder Herr (Frau) meines Lebens.

Das war heftig und ich möchte diese Erfahrung niemals mehr erleben.

Damit Ihnen dies nicht passiert, gestehe ich diese Peinlichkeit.

Baobab ist ein Traum, allerdings immer verdünnen oder in das Essen mit hinein mischen.

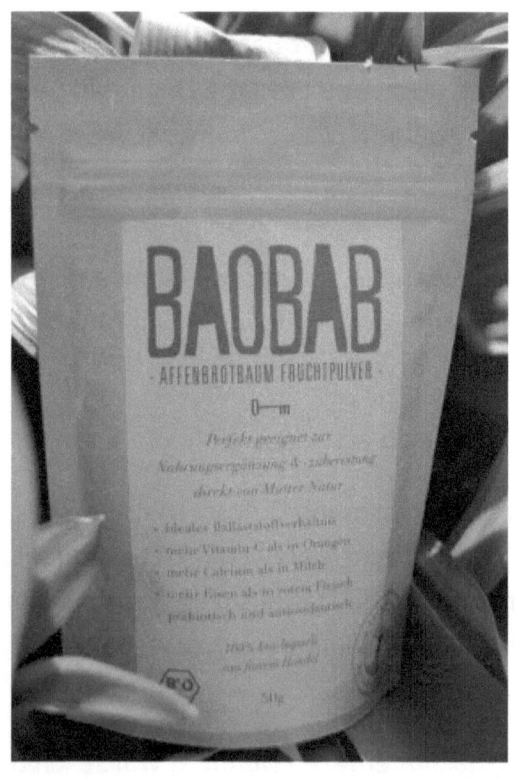

Die positiven Eigenschaften von Baobab

Baobab – Fruchtpulver ist bekömmlich und verträgt jeder Mensch. Sollte Ihnen etwas Gegenteiliges zu Gehör kommen, dann schreiben Sie mir bitte Ihre Erfahrung. Diese nehme ich gerne bei einer Überarbeitung jenes Ratgebers mit auf.

Also, Baobab – Furchtpulver ist:

Kuhmilcheiweißfrei

Glutenfrei

Sojaeiweißfrei

Weizenfrei

Milchzuckerfrei

Hühnereieiweißfrei

Hefefrei

Nussfrei

Selleriefrei

Frei von tierischen Produkten

Baobab hilft bei Krankheiten, wie:

Laut einer Studie, nachfolgend eine Auflistung, bei welchen Gesundheitsproblemen die Einnahme von Baobab eine Linderung vollzieht.

Allerdings gibt es hier kein heiliges Versprechen, das es auch bei ihnen positiv wirkt.

Das Baobab Fruchtpulver ist eine Nahrungsergänzung.

Bei ernsthaften Erkrankungen suchen Sie bitte Ihren Arzt des Vertrauens auf.

Akute Infekte, Appetitausgleich, bakterielle Infekte, Cholesterin, Colitis, Darmdysbiosen, Divertikulitis, Divertikulose, Durchfall, Entsäuerung, Fieber, Entschlackung, Ekzeme, grippale Infekte, Hämorrhoiden, Hautprobleme, Knochenbruch, Mineralstoffversorgung (K, Ca, Mg), Osteoporose, Psoriasis, Reizdarm, Übergewicht, Virusinfektion Verdauungsprobleme.

Text-Quelle: Schriftenreihe natur & therapie

Meine Tages - Dosierung: ca. 1 bis 3 Teelöffel – egal ob im Joghurt, Müsli, Saft, Mahlzeiten oder nur pur, in Wasser eingerührt und getrunken.

Mein Heilpraktiker hat auch nichts dagegen. Er meinte:

Auch höhere Mengen sind unbedenklich und für erhöhte Kalzium-, Eisen- und Vitamin-C Zufuhr bzw. bei Fieber sinnvoll.

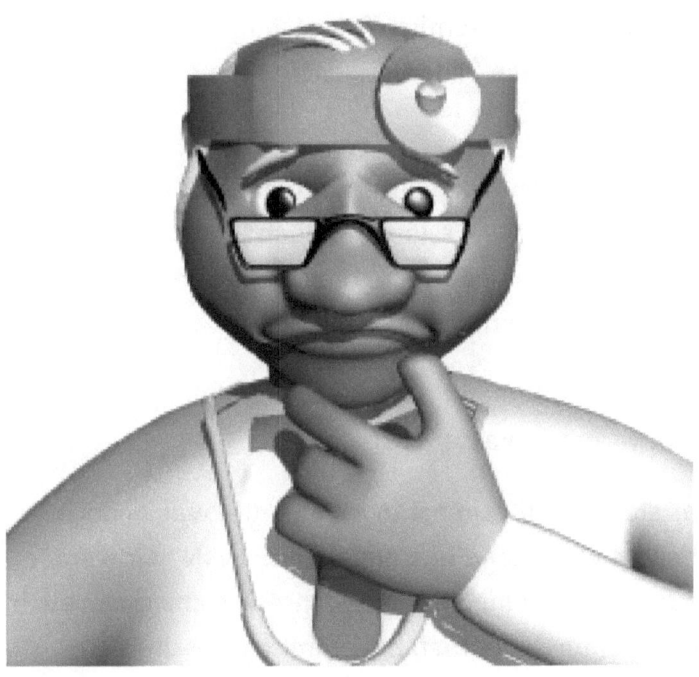

Baobab für die Pflege der Haut o.k.?

Baobab können sie darüber hinaus für die Behandlung Ihres Teint verwenden. Dieses Naturpulver verhilft der Haut zu frischer Schönheit. Von innen und von außen.

Es ist was dran, denn seit ich täglich mein Baobab Pulver zu mir nehme, merke ich, dass die Haut, *ja wie soll ich sagen*, geschmeidiger wird.

Die Geschichtsfalten, ja leider besitze ich sie, sind nicht mehr so tief. Gelegentlich frage ich mich, ob ich es mir einbilde, aber ein Bildervergleich zeigt es absolut deutlich.

Um dagegen etwas zu unternehmen, vermengte ich früher immer zwei Esslöffel Baobab Pulver mit Wasser zu einem Brei und verteilte die Masse dann auf die Hände, Wangen und Stirn.

Einwirken lassen und nach 30 Minuten mit handwarmen, Wasser abspülen.

Das ständige Bitzeln nahm ich in Kauf - war es doch überaus wohltuend und angenehm. NEIN, wir werden dadurch nicht jünger und die Jahre verschwinden auch nicht. Leider! Aber man bekommt ein frischeres Aussehen und das ist doch auch was.

Vor Kurzem entdeckte ich das Baobab-Öl für meinen Teint. Es ist der letzte Schrei auf den Markt und die Breiherstellung hat ein Ende gefunden, außer ich möchte mir eine Gesichtsmaske herstellen.

Das Öl des Baobab Baumes ist hervorragend als Kosmetika geeignet. Es regeneriert das Gewebe, wodurch die Haut in rascher Zeit an Spannkraft und Elastizität gewinnt.

Gleichwohl ist es auch feuchtigkeitsspendend und beruhigt den Teint. Was früher bitzelte, ist endlich vorbei.

Und wie bereits erwähnt, die Haut wird geschmeidiger.

Ich las, dass durch das gute Antioxidans Vitamin E, die Hautalterung verlangsamt wird und die Vitamine A und F zur Erneuerung der Zellmembrane beitragen.

Aufgrund der reichhaltigen Omega3, 6 und 9 Fettsäuren ist es für trockene und strapazierte Haut hilfreich und kann zur Behandlung von Ekzemen, Mitessern, Psoriasis und anderen Hautkrankheiten beitragen.

Probieren sie es aus, ich höre schon die Begeisterung.

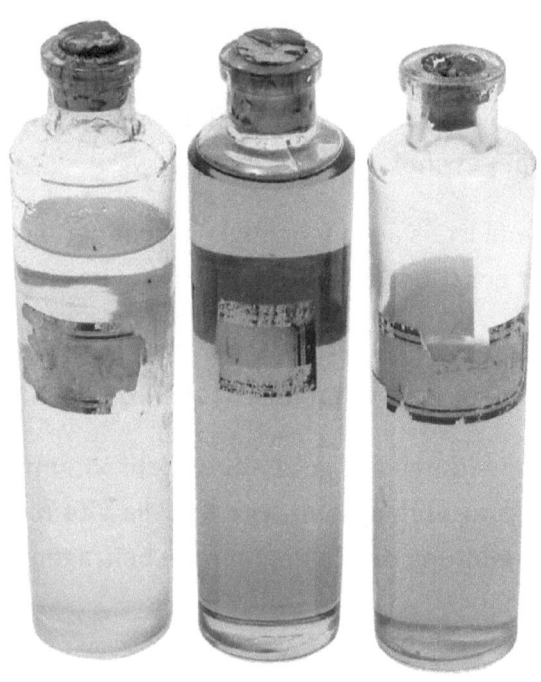

Hier alle Vorteile und wobei Baobab - Öl hilft:

Das Öl besitzt feuchtigkeitsspendende Eigenschaften.

Die Festigkeit, Elastizität verbessert sich sichtbar.

Die Haut wird geschmeidiger.

Es zieht flott ein.

Es hinterlässt keine fettigen Rückstände.

Zellen regenerieren sich rascher.

Es hilft gegen Rissbildung und tiefe Falten.

Die Poren werden nicht verstopft.

Verleiht dem Haar Helligkeit und mehr Glanz.

Die Haut wird weicher, geschmeidiger.

Schmerzentlastend bei Verbrennungen.

Gibt den Nägeln mehr Kraft.

Gutes Massageöl. (entlastet müde Körper)

Sonnenflecken.

Schwangerschaftsstreifen. (sicher für schwangere Frauen empfehlenswert)

Hilfe bei schuppiger Haut.

Bei Sonnenbrand einfach sehr hilfreich.

Hautkrebs.

Dermatitis.

Frei von tierischen Produkten.

Andere Länder andere Sitten:

In der afrikanischen Heimat dient Baobab Öl als Lebensmittel, Kosmetikum und Arzneimittel. So wird es dort, z.b. in der Medizin als Heil- und Schmerz minderndes Mittel bei Verbrennungen, Dermatitis, Hautkrebs, Schuppenflechte und vielem mehr eingesetzt.

Leider wird Baobab Öl in der Europäischen Union nur in geringen Mengen in Beauty Produkten verwendet.

Als Nahrung ist es bei uns (noch) nicht auf dem Markt.

Die Benutzung:

Morgens und/oder abends auf die gereinigte Haut einmassieren.

Öle ziehen am besten auf der noch leicht feuchten, warmen Haut ein.

Sparsam anwenden, dann haben Sie lange was von.

Es ist Unglaublich ergiebig.

Tipp:

Ausgesprochen effektiv ist eine Mischung aus der originalen Sheabutter und dem Baobab–Öl.

Ich finde dies sehr angenehm und es lässt sich auch einfacher verstreichen. Ich mag es nicht am frühen Morgen, nach dem Duschen, schon mit dem reinen Öl zu hantieren. In Kombi mit Sheabutter ist das O.K.

Baobab für die Gesundheit?

Baobab ist alle Menschen bestimmt, die es auch bleiben wollen.

Es ist einzig und alleine, eine Frucht. Wie jede andere. Nur etwas Konzentrierter, ...

mit mehr Ballaststoffen,

mehr Kalzium,

mehr Vitamin C,

mehr Kalium,

mehr Antioxidantien...

Einfach ein Nahrungsergänzungsmittel aus der Natur!

Ich werde nicht müde dies eindringlich zu erwähnen. Baobab tut gut.

Besonders in der Grippezeit soll man das Fruchtpulver nehmen. Und wenn es sie Wiedererwartens doch erwischte, - wie man umgangssprachlich sagt, - können sie die Einnahme problemlos steigern. Was zu viel ist, scheidet der Körper auf dem natürlichen Wege wieder aus.

Es bestehen keine Nebenwirkungen, genau wie Silizium und Sternanis auch.

Stichwort Sternanis! Nur ganz kurz:

Über diese herrlich aussehende Frucht und deren positiven Effekte, veröffentlichte ich vor Kurzem ein Kindle-E-book bei Amazon.
Wer möchte, kann es sich ja ansehen unter:

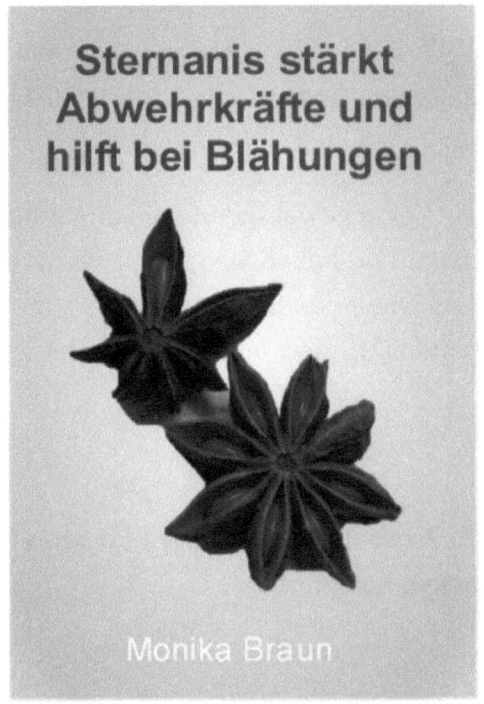

https://www.amazon.de/dp/B00IYKP7HY

Baobab für das Immunsystem?

Bereits geringe Nährstoffdefizite können das Immunsystem beeinträchtigen. Fakt ist eben, dass keines der Lebensmittel auf der Welt, alle Nährstoffe enthält, die wir brauchen.

Deshalb sollten Sie stets darauf achten, dass sie abwechslungsreich essen und ausreichend Vitamine und Mineralien zu sich zu nehmen.

Mit Baobab haben Sie hier einen unerlässlichen, einflussreichen Helfer bei der Hand.

Da das Pulver eine gewaltige Menge an Vitamin C und Vitamin B6 enthält, haben Sie gleich zwei starke Vitamine, welche Ihnen Ihr Immunsystem intakt halten. Vitamin C fördert auch die Aufnahme von Eisen.

Im Übrigen, Baobab gilt außerdem für Schwangere als ausgesprochen geeignet.

Baobab die Stütze für Ihr Verdauungssystem?

Eine angenehme Verdauung ist von größter Wichtigkeit für unser Wohlbefinden.

Herrscht im Darm ein Ungleichgewicht, kann es negative Folgen für Ihre Gesundheit haben.

Aber ich denke, dies wissen sie bereits aus persönlicher Erfahrung. Unwohlsein tritt auf. Und hier kommt wieder das Fruchtpulver ins Spiel. Baobab ist reich an Ballaststoffen und enthält viel Kalzium.

Die Folge:

Die Verdauung kommt wieder in Schwung.

Machen Sie es mir einfach nach, durch die tägliche Einnahme lösten sich die Darmbeschwerden nach einiger Zeit von komplett auf.

Baobab hält die Darmflora fit. Da ist was Wahres dran.

Mein Tipp für den Nachmittag:

Manchmal habe ich noch etwas Restkaffe vom Morgen übrig. Damit fülle ich eine Tasse ½ voll und ergänze die letzte Hälfte mit Sojamilch. Dann gebe ich noch einen Teelöffel Baobab hinein und verrühre alles.

Und zwar so lange bis das Pulver mit eingerührt ist. Schmeckt unheimlich lecker und erfrischend. Gerade als Kaltgetränk. Probieren Sie es aus, wird Ihnen munden.

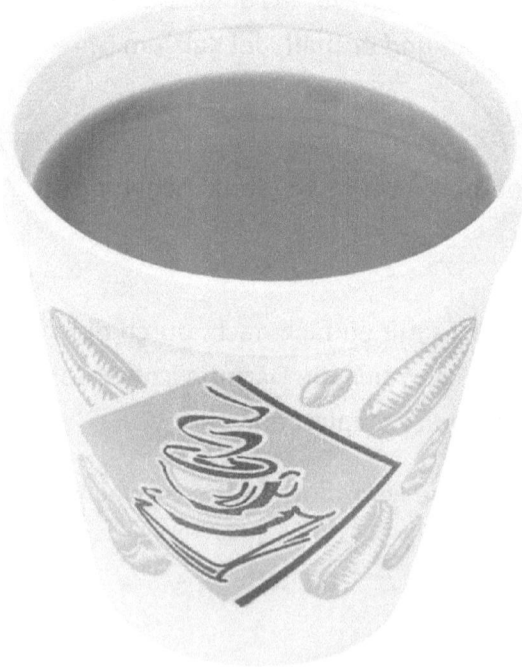

Baobab bringt Sie wieder in Schwung?

Kennen Sie dies, sie empfinden sich immer als schlapp und unausgeschlafen. Egal wie viel Stunden sie auch vergangene Nacht geschlafen haben. Sie kommen nicht in die Höhe. Besser gesagt Sie fühlen sich total fertig und der letzten Energien beraubt. Einfach down.

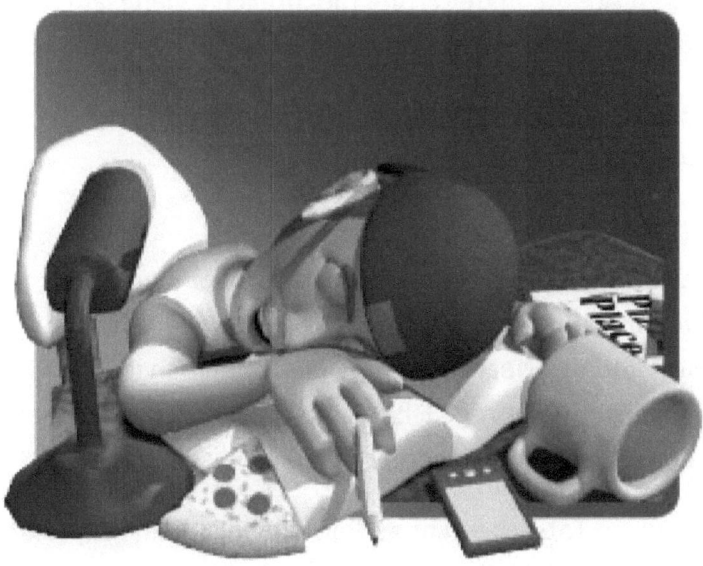

So wie dem Kollegen hier ist es mir früher ab und an ergangen, doch damit ist jetzt Schluss.

Baobab gibt mir Schwung, denn die darin enthaltenen Vitamine C und B6 tragen zur Besserung meines Wohlbefindens bei.(Ich weiß ich wiederhole mich)

Jedenfalls fühle mich jetzt viel fitter.

O.k. ich gehöre immer noch nicht zu den Morgenmenschen, welche bereits vor Arbeitsbeginn stundenlang durch den Wald joggen.

Aber warum auch, ich mache meinen Sport mehr gegen Abend. In der Frühe möchte ich es langsam angehen um den Tag zu begrüßen.

Es geht einfach nur darum, dass ich für den Tag gestärkt bin. Und das bin ich.

Kürzlich las ich in einer Studie, dass Baobab reich an Thiamin* (Vitamin B1) ist, was insbesondere für die Funktion des Nervensystems unentbehrlich ist. Möglicherweise rege ich mich jetzt dadurch nicht mehr so rasch auf. Ich bin cooler geworden.

Ob diese Tatsache echt an Baobab liegt, keine Ahnung. Sicher ist: Ich besitze das angenehme Gefühl, den Tag leichter zu schaffen.

*Auf Wikipedia habe ich über Thiamin folgendes gefunden:

Thiamin, Vitamin B$_1$ oder **Aneurin**

...ist ein wasserlösliches Vitamin aus dem B-Komplex von schwachem, aber charakteristischem Geruch und ist insbesondere für die Funktion des Nervensystems unentbehrlich.

Wird das Vitamin B$_1$ für ca. 14 Tage dem Körper nicht mehr zugeführt, sind die Reserven zu 50% aufgebraucht.

Es wird im Volksmund auch *Stimmungsvitamin* genannt.

Quelle; Wikipedia

Ausführliche Informationen unter folgender URL:

http://de.wikipedia.org/wiki/Thiamin

Die Inhaltsstoffe von Baobab – Fruchtpulver

Ich recherchierte und fand bei Wikipedia Folgendes über die Inhaltsstoffe von Baobab.

Quelle: Wikipedia

Bei der Zusammensetzung des Fruchtfleisches fällt vor allem der hohe Vitamin C Gehalt auf, der mit ca. 250-300 mg auf 100 g deutlich höher ist, als der von zum Beispiel Äpfeln, Orangen oder Preiselbeeren.

Das Fruchtfleisch ist reich an Antioxidantien.

Auch wurde ein hoher Calcium- Eisen- und Ballaststoffanteil nachgewiesen.

Dieser besteht zum größten Teil aus löslichem Pektin.

Physiologische Wirkung

Der Konsum des Baobab-Fruchtfleisches hat nachweislich eine positive Wirkung auf den Körper.

So reduziert sich laut einer Studie der Blutzuckeranstieg nach einer Mahlzeit.

Für diese Studie wurde jeweils 18,5 g Fruchtfleischextrakt in Form eines 250 ml Getränks konsumiert.

Ein regelmäßig erhöhter Blutzuckerspiegel fördert Insulinresistenz, die die Vorstufe zu Diabetes Typ II ist.

Auch die antiocidative Wirkung der Inhaltsstoffe kann bei regelmäßigem Konsum der Frucht positive Auswirkung auf die Gesundheit haben.

So schützen die Antioxidantien die Zellen vor beschleunigtem Altern und beugen verschiedenen Krankheiten vor.

Quelle. Wikipedia

URL:

http://de.wikipedia.org/wiki/Baobab-Frucht#Inhaltsstoffe

Alle Vorteile von Baobab im Kurzüberblick

Baobab – Fruchtpulver besitzt:

10 x mehr Antioxidantien als Orangen.

6 x mehr Vitamin C als Orangen.

6 x mehr als Antioxidantien als Preiselbeeren, Heidelbeeren und Brombeeren

6 x mehr Kalium als Bananen.

2 x mehr als Antioxidantien als **Goji-Beeren.**

Mehr Eisen als Fleisch.

Gut für Veganer und Vegetarier.

Mehr Magnesium als Spinat.

Mehr als das Doppelte an Kalziumgehalt der Milch.

Vorbeugend und wohltuend bei Magenproblemen.

Wirksam bei der Behandlung Osteoporose, Krampfadern und Hämorrhoiden.

Vorteile bei Blutarmut.

Hilft den Appetit zügeln.

Raucher und Sportler gleichen aus.

Ausgezeichneter Bestandteil in der Kost für Diabetiker (insbesondere Typ II Diabetes).

Zeigt antiocidative Kapazität durch den Kampf gegen die Bildung von freien Radikalen.

Ideal in präbiotische Formulierungen, und regt die Darm-Mikroflora an.

Großartige Ergänzung in der Nahrungsaufnahme für Zöliakie-Erkrankungen*.

*Quelle: Wikipedia

Die Zöliakie (Synonyme: glutensensitive oder gluteninduzierte Enteropathie, intestinaler Infantilismus; bei Erwachsenen auch nichttropische oder einheimische Sprue, Heubner-Herter-Krankheit) ist eine Glutenunverträglichkeit charakterisiert durch eine chronische Erkrankung der Dünndarmschleimhaut aufgrund einer Überempfindlichkeit gegen Bestandteile von Gluten, dem in vielen Getreidesorten vorkommenden Klebereiweiß. Die Unverträglichkeit bleibt lebenslang bestehen, sie ist zum Teil erblich und kann derzeit nicht ursächlich behandelt werden.

Rezepte mit Baobab Fruchtpulver

Die Baginka Suppe:

Dieses Rezept lernte ich von den jungen Männern der Firma Baobab auf einer Vegan Messe kennen.

Beide schwärmten so davon, dass ich diese, kaum zu Hause, gleich ausprobieren musste.

Was will ich sagen, die Suppe ist in der Tat einfach zuzubereiten und für jede Jahreszeit vorzüglich.

Sowohl warm, wie auch kalt kann man Baginka Suppe genießen. Lassen Sie sich überzeugen.

Die Zutaten für 2 Personen:

1 Liter Wasser – ich benütze das „stille", normale Wasser vom Discounter.

ca. 50g Ingwer – frischen natürlich.

1 ½ gestrichene Esslöffel Baobab Fruchtpulver.

2 mittlere Karotten.

1 kleine, weiße Zwiebel.

1 Knoblauchzehe, nur wer möchte.

Etwas krause oder glatte Petersilie.

1 Teelöffel reine Gemüsebrühe, besser natürlich, wenn Sie eine frische Gemüsesuppe zur Hand haben.

100 ml Sahne – eventuell zur Abwechslung mal

Ich denke mir, dass ich nicht die einzelnen Schritte einer Suppenherstellung erläutern muss, wie etwa Gemüse säubern, klein schneiden, Topf aufsetzen etc.

Das wird jeder können, da bin ich sicher.

Wer möchte, kann noch sein Lieblingsgewürz beimengen. Je nach Geschmack und Gut dünken. .

Also wir starten:

... mit Gewürze wie Ingwer, Karotten, Zwiebeln, Knoblauch und Petersilie zerkleinern, das Ganze in einen Kochtopf geben, kurze Zeit anschwitzen lassen und dann das Wasser aufgießen.

Jedoch nur so lange köcheln, bis die Mohrrübe noch bissfest ist. Meine Familie mag gerne sämige Suppen, deshalb benütze ich immer einen Pürierstab, um alles zu zermahlen.

Muss man nicht, kann man machen.

Jetzt noch Baobab hinzu, unterrühren - fertig!

Ab und zu veredle ich die Suppe mit etwas Sahne.

Zwei kleine ErfahrungsTipps:

1; Wenn ich die Baginkasuppe kalt esse, tropfe ich ein wenig Arganöl darüber.

2; Falls sie die Suppe warm essen, schmeckt diese mit einem Klacks Joghurt darauf. (top ist der Joghurt vom Türken, 10%Fett,-nichts für die Hüften, aber lecker)

Sie sehen es ist eine easy Suppe in der Herstellung, ungemein schmackhaft und vitaminreich.

Ein Porridge zum Frühstück, Namens cassobama-

Hierbei handelt es sich um ein Originalrezept aus Westafrika. Ich habe besagtes Porridge noch nicht gemacht, da mir einige Zutaten, wie Sorghum und Maniok Mehl fehlen. Muss ich mir im Reformhaus bei meinem nächsten Besuch kaufen.

Möchte dieses Rezept Ihnen nun wiedergeben.

Aber, wie heißt es so nett: „Alle Angaben ohne Gewähr". Nur Hörensagen!
Quelle: Baobab

Hier die Zutaten:

50 g Maniok Mehl

50 g Mais Mehl

100 g Hirse Mehl

50 g Sorghum Mehl

2-3 Esslöffel Baobab Pulver

Zucker, Honig oder Agavendicksaft (je nach Geschmack)

So die Zubereitung:

Als Erstes werden alle Mehle (gesiebt) mit ca. 5 Tassen kaltem Wasser in einer Schüssel vermengt.

Parallel dazu 2Liter Wasser zum Kochen bringen.

Dann den Topf vom Herd nehmen und die Mehlmischung unter ständigem Rühren in das Wasser geben.

Alles jetzt ca. 20-25 Minuten köcheln lassen und je nach Geschmack mit Rohrohrzucker, Agavensirup oder Honig würzen.

Am besten warm servieren.

Ich könnte mir auch denken, dass dieses Porridge mit frischem Obst lecker ist.

Wäre mir jedoch am Morgen unter der Woche zu viel Gedöns. Da finde ich es mit meinem Haferflockenmüsli mit Baobab einfach – einfach.

Rucola Salat mit Baobab-Dressing

Rucola Salat

3 Esslöffel Baobab Fruchtpulver

3 Esslöffel Olivenöl (Kaltgepresstes)

Etwas Wasser

Pfeffer + Salz

Die Zubereitung:

Baobab-Fruchtpulver, Olivenöl und Wasser mit Schneebesen verrühren.

Oder machen Sie es wie ich, ich gebe alle Zutaten, incl. Salz und Pfeffer in ein Glas mit Schraubverschluss.

Zudrehen und dann kräftig schütteln, bis sich eine gute Konsistenz ergibt.

Fertig!

Danach den Rucola Salat mit dem Baobab - Dressing würzen.

Mein Karfreitagsessen!

Pfannkuchen mit Lachs und frischen Kräutern

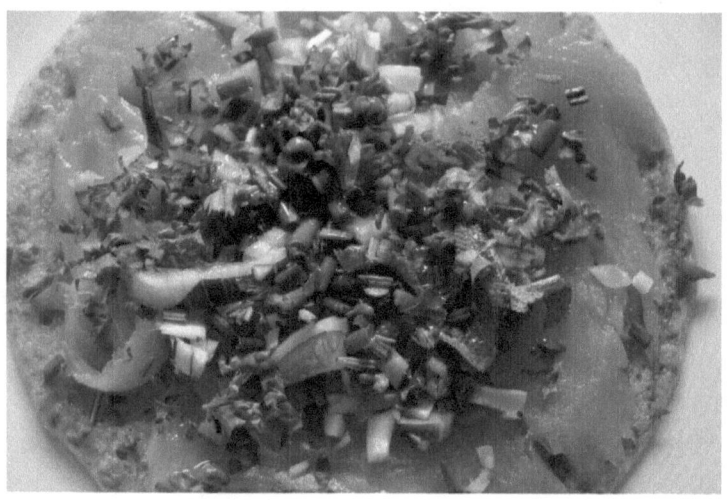

Ich denke jede Hausfrau kennt die Zubereitung von einem Pfannkuchen, bzw. Pfannkuchen Teig. Nur in meinem Falle habe ich noch einen großen Esslöffel mit Baobab hinein gegeben.

Nun nur noch die Pfannkuchen ausbacken, Lachs darauf verteilen, frische Zwiebeln und Kräuter darauf streuen.

Fertig ist diese wirklich einfach, gesunde und vor allen Dingen schmackhafte Nahrung.

Und fürs Auge ist dieses Gericht auch was, oder nicht?

Das hat so super geschmeckt, dass am folgenden Tag meine Familie das selbige nochmals essen wollte.

Es schmeckte aber auch.

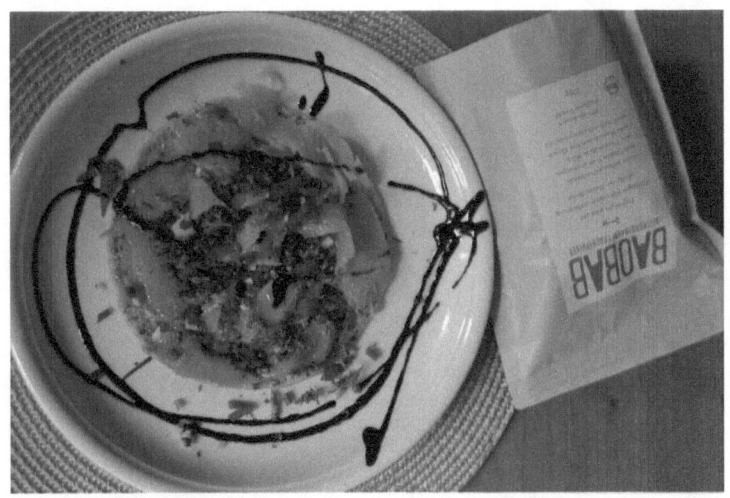

Englische Brötchen, namens Scones

Scones können mit Erdbeermarmelade gegessen werden oder wer es herzhaft liebt, so wie mein Mann, einfach Salami darauf.

Jeder, wie es ihm eben schmeckt.

Grundsatz bei allem ist, den Teig dürfen Sie auf keinen Fall zu lange kneten.

Ja Sie lesen schon richtig. Und das ist das Wundervolle an der Herstellung von Scones, nicht viel Arbeit und Mühe.

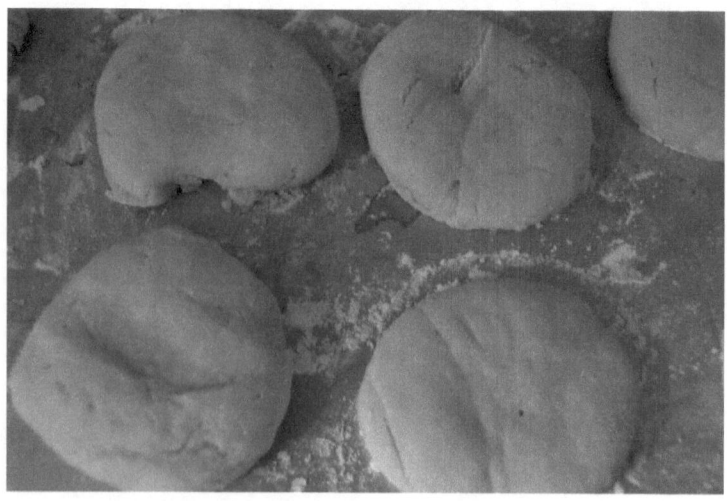

Die Zutaten für ca. 12 englische Brötchen

Für den Teig:

500 g Mehl (unbedingt sieben!)

2 Esslöffel Baobabpulver

125 g zimmerwarme Butter

1 Päckchen Backpulver

1 Prise Zucker –kann man weglassen.

1 Prise Salz

200 ml Milch

2 mittlere Eier

1 Eiweiß (das Eigelb zum Bestreichen verwenden)

75 g Rosinen – wer mag..

Die Zubereitung:

Alle Zutaten wie Mehl, Baobab, Backpulver, Zucker und Salz in einer Schüssel gut vermischen.

Dann die weiche Butter, die Eier, das Eiweiß, Milch (wer möchte: kann Rosinen dazugeben), und mit dem Hand Rührer vermengen.

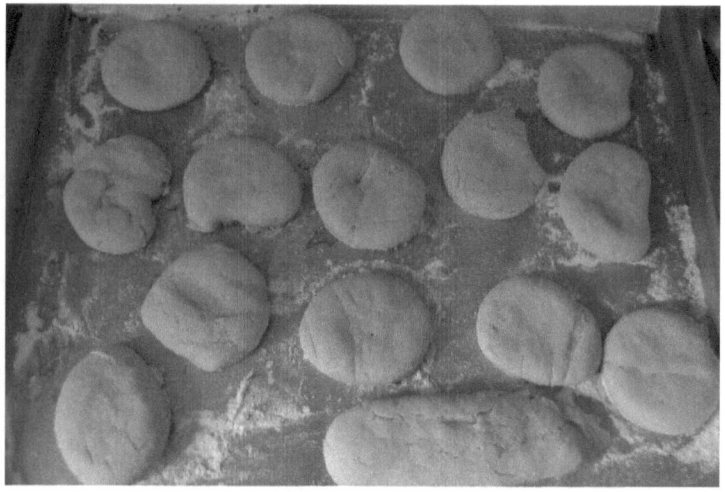

Jetzt streuen Sie ein wenig Mehl auf Ihre Arbeitsfläche, geben die Teigmasse darauf und kneten den Teig in eine ca. 2cm dicke Lage.

Ein Teigroller wird nicht benötigt, einfach den Teig mit der Hand platt ziehen.

Nehmen sie ein Glas oder eine Tasse mit ca. 5-6cm Durchmesser, stechen damit die Scones aus und legen diese auf ein Blech mit Backpapier.

Denken Sie daran, immer Abstand halten.

Wer etwas Farbe auf seine Scones möchte, kann jetzt die einzelnen Gebäckstücke noch mit Eigelb bestreichen.

Auf meinem Foto entdecken Sie, dass ich auf Letzteres, wie auch auf Rosinen verzichtet hatte. Ich wollte diese pur haben, damit auch etwas Herzhafte darauf getan werden kann.

Zuletzt das Backblech im vorgeheizten Backofen bei 175 Grad Umluft oder 190 Grad Unter/Oberhitze ca. 25 bis 30 Minuten goldbraun backen.

Nun, die Form ist jetzt nicht gerade toll, aber das Ergebnis zählt ja. Guten Appetit.

Dunkles Körnerbrot mit Baobab

Hier gestehe ich ehrlich, kaufe ich mir bei einem
schwedischen Möbeldiscounter eine Brot
Backmischung.

Uns schmeckt es wunderbar und wer einmal kein Brot
im Hause hat, (am Wochenende?) ist es ruckzuck
gebacken.

Da ich Baobab Fan bin, kommt auf jeden Fall 2 Esslöffel
Baobab-Fruchtpulver in die Brotmischung, bevor man
diesen schüttelt.

Ja, sie lesen richtig. Hier wird geschüttelt!

Sollten Sie jetzt zweifeln, ist es Ihr gutes Recht.
Das erste Mal, als ich mich an diese „Sache"
heranwagte, war ich mehr als skeptisch.
Aber es funktioniert. Seither steht immer eine
Ersatzpackung in meinem Vorratsschrank.

Ich habe Ihnen zur Orientierung einfach ein Foto
nachfolgend gesetzt, evtl. möchten Sie es nachbacken.

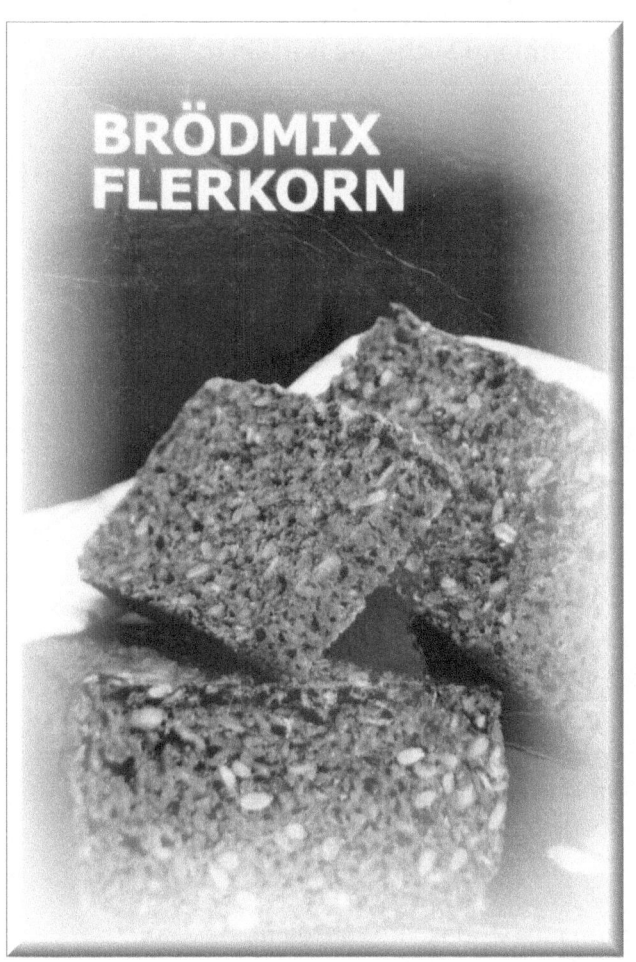

BRÖDMIX FLERKORN

Energie - Smoothie mit Baobab

Schmeckt lecker – bringt Energie wieder zurück.
Ist nicht jedermann Sache, da Datteln mit gemixt
werden.

Für 1Liter Smoothies nehme ich nachfolgende Zutaten:

Ca. 10 Datteln – natürlich ohne Stein

30 g Baobab Fruchtpulver

Stilles Wasser

Zubereitung:

Ich gebe alle Zutaten in meinen Mixer.

Dies geht einfach und die Arbeit vollzieht der Mixer.
Kalt serviert schmeckt der Smoothie total erfrischend.

Sie merken längst, das vitaminreiche Baobab-
Fruchtpulver können Sie hervorragend in Ihren Alltag
mit einbeziehen.

Gerade zu diesem Zeitpunkt, wo der Ratgeber entsteht, herrscht eine fürchterliche Sommergrippe um mich herum. Für mein gesamtes Umfeld kein Problem, alle nehmen jetzt Baobab Pulver mehrmals am Tag ein. Schnupfenviren ade...... wir bekommen keinerlei Erkältung.

Dazu ein kleiner e-book Tipp

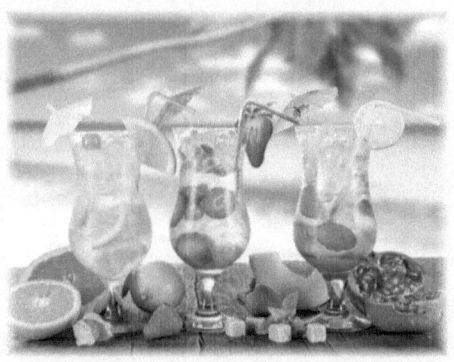

Erhältlich bei Amazon – Kindle
https://www.amazon.de/dp/B00E1H9BUS

Mein Reisetipp

BAOBAB – Ein AFRIKANISCHES RESTAURANT IN
DARMSTADT

Durch Zufall bin ich bei einem geschäftlichen
Aufenthalt in Darmstadt auf dieses kleine afrikanische
Restaurant gestoßen und ich, bzw. wir waren total
begeistert. (Mittlerweile gelten wir schon als
Wiederholungstäter)

Es ist ein Erlebnis hier zu speisen. Sollten Sie sich in
Darmstadt aufhalten, dann besuchen Sie das Baobab
Restaurant. Aber nicht wundern, wenn sie keinen Platz
bekommen, es ist klein und meistens sehr gut besucht.

Das Baobab, so heißt das Lokal wirklich, ist ein
afrikanisches Speiselokal, mit spezieller eritreische
Küche.

Traditionell wird in Eritrea* mit der Hand gegessen.
Erleben Sie, wie auch ihre Kinder, dies ungeniert tun
dürfen. Genießen Sie mit allen Sinnen. So lautet das
Credo von Baobab in Darmstadt.
Quelle: Baobab – Restaurant

Selbstverständlich erhalten Sie auf Anfrage ein Besteck. Kleiner Hinweis dazu: Seien Sie nicht verblüfft, wenn Sie mehrmals danach fragen müssen.

Es steckt keine bösartige Absicht dahinter, doch möchte man einfach sie animieren, mit den Händen zu essen.

Also etwas Geduld ist angesagt. Bitten Sie einfach öfters höflich nach.

Dies bestellte ich und erlebte Begeisterung.

Vorspeise: Babaganosh = Auberginenpaste mit Fladenbrot

Hauptgericht: Bamja Okra = Gemüse, Rind- und Lammfleisch, mild-würzig

Alle Gerichte werden mit Salat und dem landestypischen Hauptnahrungsmittel Ingera (säuerlicher Brotfladen) serviert.

Und auf keinen Fall sollten Sie im Nachgang den traditionellen Kaffee verpassen. Wenn Sie meinem Tipp folgen, verstehen Sie, was ich zum Ausdruck bringen wollte. Ein Wahnsinn!

* Eritrea ([eriˈtreːa]; Tigrinya: ኤርትራ Ertra, arabisch ايرتريا Iritriyya) ist ein Staat im nordöstlichen Afrika. Er grenzt im Nordwesten an Sudan, im Süden an Äthiopien, im Südosten an Dschibuti und im Nordosten an das Rote Meer. Der Landesname leitet sich vom griech. Ἐρυθραία Erythraia ab, das auf die Bezeichnung ἐρυθρὰ [θάλασσα] erythrà thálassa, ‚rotes [Meer]‘, zurückgeht. Die Eigenbezeichnung Ertra aus Ge'ez bahïrä ertra, ‚Rotes Meer‘, bezieht sich ebenfalls auf diese alte griechische Bezeichnung des Roten Meeres.

Das Land entstand als italienische Kolonie und wurde 1993 nach dreißigjährigem Unabhängigkeitskrieg erstmals seit 1961 wieder von Äthiopien unabhängig. Seit 1941 unter britischer Verwaltung, war Eritrea als Provinz ab 1952 föderativ mit Äthiopien verbunden (Personalunion), ehe es 1961 zentralistisch eingegliedert wurde. Heute hat das Land eine republikanische Verfassung und wird seit der Unabhängigkeit politisch von der Volksfront für Demokratie und Gerechtigkeit dominiert, die aus der Unabhängigkeitsbewegung der Eritreischen Volksbefreiungsfront hervorgegangen ist. Präsident ist seither Isayas Afewerki.

Quelle: Wikipedia http://de.wikipedia.org/wiki/Eritrea

Schlusswort zum Ratgeber. Baobab

Ich hoffe, ich konnte mit diesem Ratgeberbuch Ihnen die fantastischen Vorteile von Baobab – Fruchtpulver näher bringen. Jetzt kommen Sie an der Reihe.

Bestellen Sie sich Baobab und probieren Sie es aus. Haben Sie auch etwas Geduld. Nach einiger Zeit werden Sie positiven Wirkungen am eigenen Körper spüren. Versprochen!

Vor Kurzem entdeckte ich in einem Magazin, dass es mittlerweile Baobab – Presslinge gibt.

Nun, persönlich bin davon nicht überzeugt, da mich Presslinge immer an Tabletten erinnern.

Pillen bedeutet Krankheit! Und kränklich will man nicht sein. So spielt halt unser menschliches Kopf Kino, oder nicht?

Bereits von der Handhabe her, mir gefällt es einfach besser, wenn ich mein Baobab in Saft, Müsli, Joghurt, Gebäck oder ins Essen mit hineingeben kann.

Zu diesem Thema möchte ich ihnen noch kurz eine Geschichte erzählen:

Das beste Beispiel ist meine Mutter. Sie ist 77 Jahre alt und zum Glück ist die Tabletteneinnahme absolut überschaubar. O. k., ich achte ebenfalls ein wenig darauf und hinterfrage stets.

Ebenso bin ich sehr darauf bedacht, Sie mit wertvollen Nahrungsergänzungsmitteln zu versorgen.
Und natürlich nimmt meine Mama auch das Baobabfruchtpulver. Jetzt bereits seit einigen Wochen.

Aber der Knaller ist, dass Sie es völlig selbstständig verwendet, zweimal am Tag. Ohne Murren. Aber nur, weil es keine Presslinge sind, sondern Pulver.

Ein Pulver, wo man in der Handhabung auch nichts falsch machen kann.

Wer ebenfalls von Eltern in diesem Alter umgeben ist, weiß, warum ich darüber so happy bin.

Viel Freude mit Baobab und auf ein langes, fittes Leben

Ihre Monika Braun

Wo kann ich original Baobab kaufen?

Im Naturkostladen Ihrer Stadt.

In sogenannten Weltläden

Im Internet: **http://bit.ly/ebooksofashop**

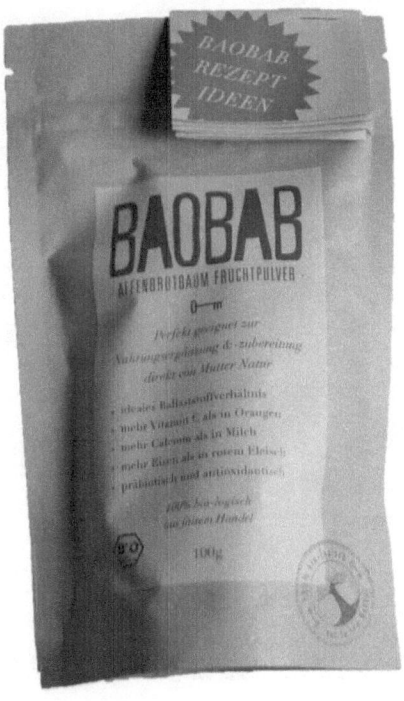

In unserem kleine Städtchen gibt es keine Stelle, wo ich es kaufen könnte, so habe ich mich eben auf die Onlinebestellung konzentriert. Das geht super fix und es wird mit jedem Kauf auch die Initiative *Fairer Handel in Afrika unterstützt.

Egal woher Sie das Baobab beziehen, bitte achten Sie auf jeden Fall darauf, dass es sich ein reines, unverfälschtes und innovatives Naturprodukt handelt.

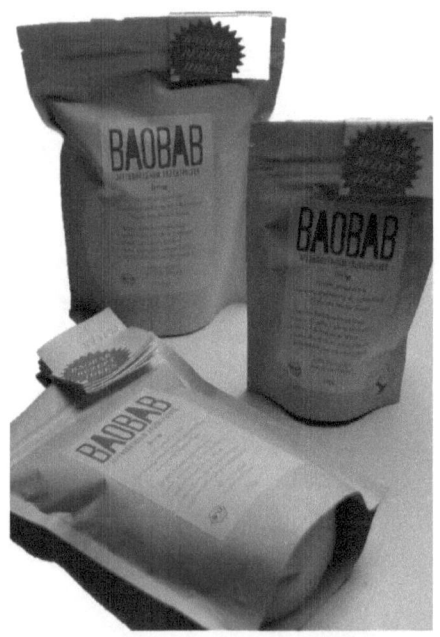

*Möchten Sie mehr über Fairer Handel erfahren, bei Wikipedia habe ich Aufklärung gefunden. Hier die URL: **http://de.wikipedia.org/wiki/Fairer_Handel**

Meinungen von Bekannten

zu Baobab

Sarah B.,

Wow, bin ich froh Moni, dass Du mich auf das köstliche Baobab Fruchtpulver aufmerksam gemacht hast. Seit ich es nehme hatte ich keine Erkältung mehr

Peter S.

Ich möchte Dir nur mal mitteilen, das Baobab der HAMMER ist! Wirklich lecker, ich nehme es morgens in mein Müsli und abends in ein Glas Saft. Es löst sich wunderbar auf, so das es keine Qual ist Baobab zu nehmen.

Angelika S.

Seit mein Mann von Baobab Kenntnis genommen hat, ist er nicht mehr davon ab zubringen. Er nimmt es regelmäßig und ich habe das Gefühl er ist viel fitter.

Früher war es immer eine Qual ihm von einer Nahrungsergänzung zu überzeugen. aber mit Baobab ist es kein Problem. Im Gegenteil, die ganze Familie hat er schon damit angesteckt.

Gina S.

Ich LIEBE Baobab. Ich fühle mich viel fitter und gesünder.

Stefan G.

Baobab ist ein tolles Pülverchen. Habe es auf der Veggie Expo kennengelernt. Jetzt nehme ich es seit ein paar Wochen und habe keinerlei Probleme mit meinem Stuhlgang.

Ute G.

Liebe Moni, seit ich Baobab bei Dir kennengelernt habe und es auch selber anwende, bemerke ich, wie sich meine Haut positiv verändert. Sie wirkt frische. Und körperlich fühle ich mich seitdem auch TOP. Danke für den Tipp.

Die Einheimischen verwerten Alles.

Wenn es Sie interessiert, möchte ich Ihnen mitteilen, was die Einheimischen mit dem Affenbrotbaum noch so anstellen.

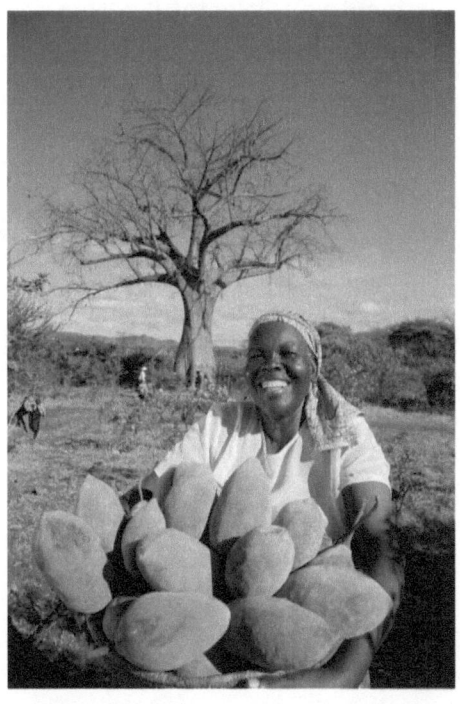

Manche Erzählungen kann man nicht glauben, doch versicherte man mir, dass folgende Ausführungen auf wahre Tatsachen beruhen.

Zum Beispiel:

Jene Affenbrotbäume, deren Stamm hohl ist, sollen gelegentlich als Gefängnis oder Toilette verwendet werden.

Oder die Geschichte aus Westafrika. Hier sagt man, dass hohle Baobab Bäume auch als Begräbnisstätte fungieren.

Dieser Baum liefert darüber hinaus Material für Kleidung, zum Dachdecken, Halsschmuck, Schnüre und Seile, Taue, Gurtbänder, Netze, Matten, Hüte, Tabletts, Kisten, Körbe und Papier.

Verwendet werden dafür die Fasern des inneren Bastes.

Aus den Wurzeln wird ein roter Farbstoff gewonnen.

Man kann aus der Asche von Baumrinde und Früchten Seife herstellen.

Aus dem gerösteten Samen wird Kaffee produziert.

Die Blätter des Affenbrotbaums werden als Gemüse genutzt, zum Beispiel als Spinat.

Aus dem fleischigen Teil des Samens stellt man Bier oder Öl her. (Nun das Bier würde ich gerne mal probieren)

Die Bewohner der Kalahari Wüste, zapfen direkt den Wasservorrat der Bäume an, um ihren Flüssigkeitsbedarf zu decken.

Aber ebenso die Tierwelt, wie Elefanten erfreuen sich an dem Wasservorrat des Baobab – Baumes.

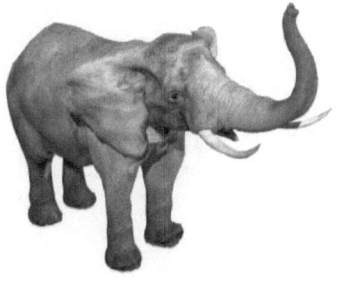

Die Blätter des Affenbrotbaumes werden bei Erkrankungen wie Ruhr, Diarrhöe, Koliken und Magen-Darm-Entzündungen eingenommen

Die Samen werden geröstet gegessen oder fermentiert als Gewürz verwendet.

Sie finden aber auch Verwendung bei Zahnschmerzen, Leberinfektionen und Malaria.

Im Sudan wird aus dem Fruchtfleisch mit Wasser ein Getränk unter dem Namen Tabaldi hergestellt.

Getrocknet wird ,nach Entfernung der Samen und Fasern, das pure Fruchtpulver entweder unverarbeitet gegessen oder in Milch oder Breie –auch für Kleinkinder- gemischt

Weitere Kindle E-Books

Nachfolgend einige interessante Ratgeber.

Gegebenenfalls interessiert Sie ja noch ein anderes Thema, notieren sie sich die jeweilige URL, kopieren diese in Ihren Browser und innerhalb von Sekunden erhalten Sie weitere Informationen zu dem ausgesuchten Buch. Diese Ratgeberbücher werden gerne gekauft.

....Viel Freude beim Stöbern.

Fit in
7 Tagen mit
BambusSalz

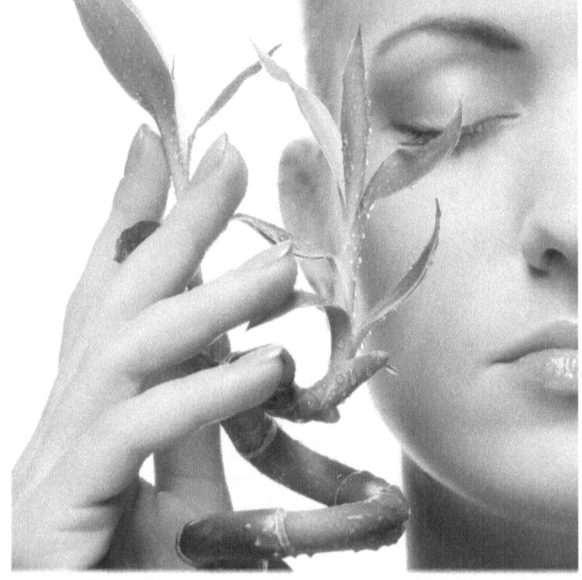

Ein altes Naturmittel bewirkt Wunder

Monika Braun

Ihr Ratgeber für ein altes Naturheilmittel

_____

Als Taschenbuch & E-Book bestellen bei Amazon

https://www.amazon.de/dp/B00ID9XLR4

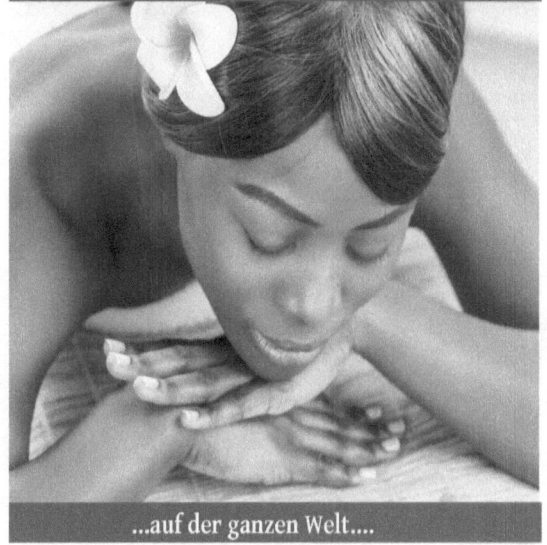

Aber nur die Original –Sheabutter bitte

_____

Als e-book bestellen bei Amazon

https://www.amazon.de/dp/B00BUL2506

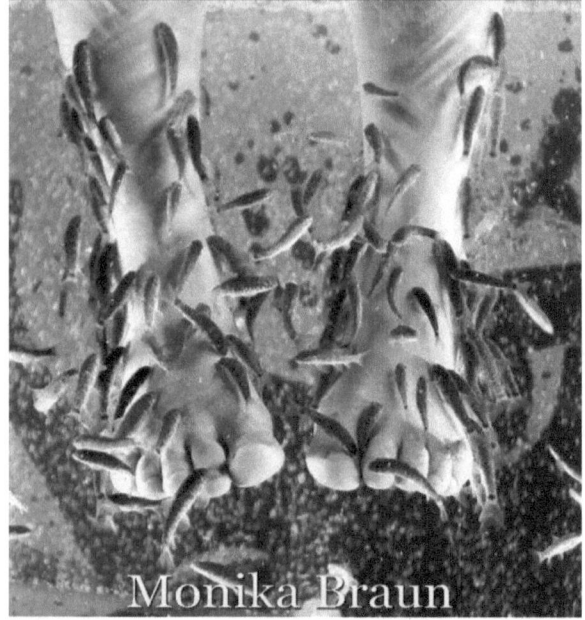

Kangalfische, heilendes Peeling im Wasser

_____

Als Taschenbuch & E-Book bestellen bei Amazon

https://www.amazon.de/dp/B00MTKR2NC

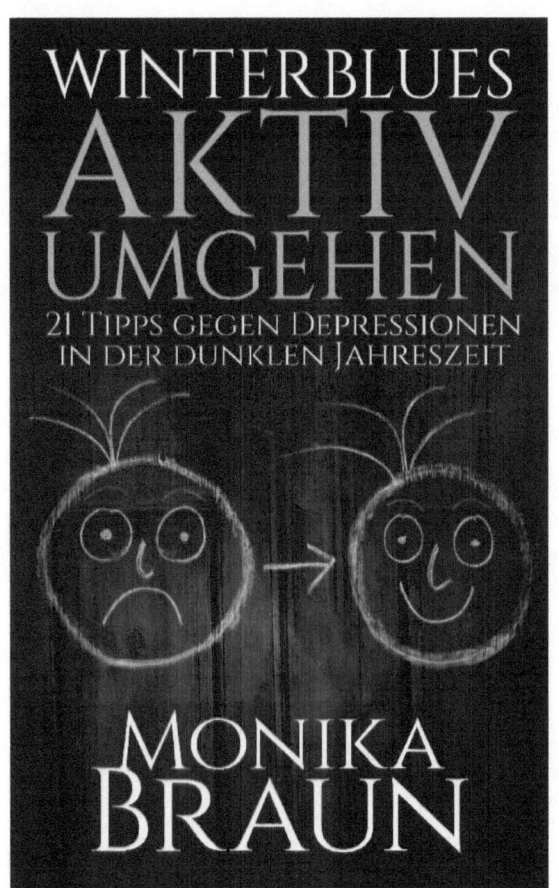

Winterblues aktiv umgehen

Als Taschenbuch und e-book bei Amazon
https://www.amazon.de/dp/B00QKSK966

7 Suppen und 10 Regeln

haben mein Leben

verändert

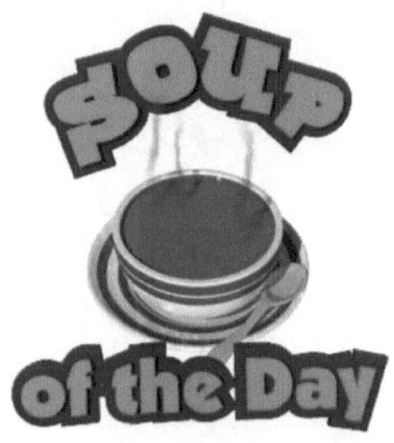

Gina Schneeberg

Flüssig abnehmen geht einfach und funktioniert

Als e-book bestellen bei Amazon

https://www.amazon.de/dp/B00C1FWK9Q

Fit und Gesund mit Kokosnuss-Öl

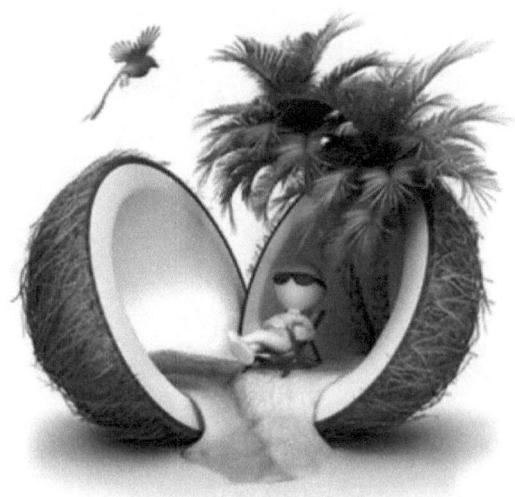

Gesünder leben und eine positive, jugendliche Ausstrahlung erlangen mit Kokosnuss - Öl.

Kokosnuss-Öl – eine GesundheitsGeheimwaffe?

Als e-book bestellen bei Amazon

https://www.amazon.de/dp/B00BKLLAX4

Der Frauenwegweiser
für ein gelungenes Blind Date

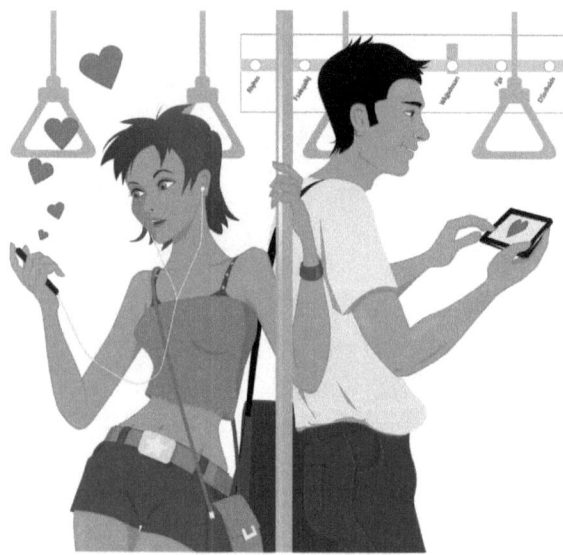

...12 Fehler die Sie auf keinen Fall machen dürfen...

Sarah Bernardi

So gelingt Jedes Date...

Als e-book bestellen bei Amazon

https://www.amazon.de/dp/B00BPC1KQU

Impressum

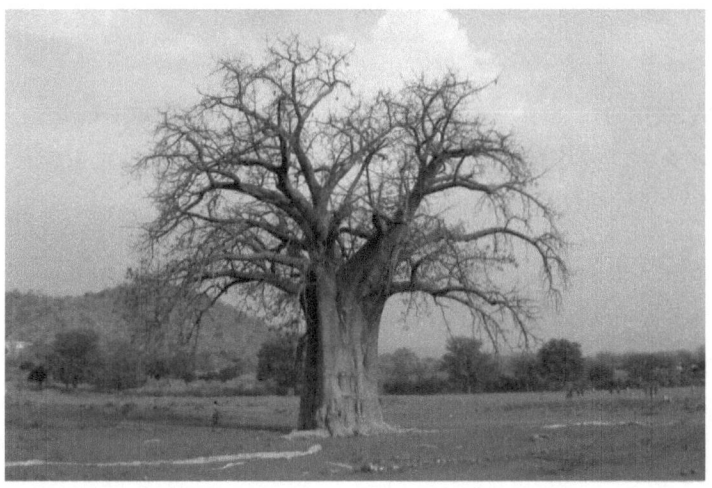

Monika Braun
mehrwissen57@web.de
(Erreichbar über B.G.-p. OHG in Bad Kissingen)

Die Autorin wurde 1964 in Nordrhein Westfalen geboren und lebt heute mit Mann und Ihren zwei Kindern in einem kleinen Städtchen in Bayern. Stets ein Auge auf die Natur und Gesundheit gerichtet, schreibt Sie über diese Themen und versucht den interessierten Leser, respektive Leserinnen, über nicht so bekannte Naturheilmittel aufmerksam zu machen.

Alles, was die Autorin Monika Braun niederschreibt, ist authentisch und nachvollziehbar.

Was als Hobby begann, ist zur Leidenschaft geworden und deshalb sind bereits einige Kindle Bestseller auf dem Markt.

Wenn dieser, ich will mal sagen, Ratgeber bei Ihnen auf positiven Grund gefallen ist, freue ich mich über eine Weiterempfehlung oder einer netten Besprechung, etwa bei amazon.de. Bücher wie ebendiese leben von den Beurteilungen Ihrer Leser.

Falls Sie Fehler entdecken, teilen Sie mir diese Bitte per Email an: mehrwissen57@web.de mit. So kann ich die Patzer unkompliziert und rasch beheben. Fehler in einer Rezension zu erwähnen, schadet dem Ratgeberbuch. Und dass leider längerfristig.

Solange eben, wie er auf dem Markt ist – selbst wenn dann der Mangel bereits lange behoben ist. Danke!

Kleine Anmerkung noch: Für einige detaillierte Informationen bediente ich mich der Datenbank Wikipedia. Ich hoffe, ich konnte Ihnen viele wertvolle Ratschläge geben und bedanke mich für Ihren Kauf und das Lesen bis zu diesem jetzigen Zeitpunkt.

Rechtliches

Eine Haftung oder Mithaftung durch gesetzeswidrige Inhalte zu externen Webseiten wird ausgeschlossen, da der Autor keinen Einfluss auf die Entstehung, Entwicklung oder Veränderungen der unter den angegebenen Domains laufenden Webseiten hat. Auch wenn Sie die rechtlichen Hinweise langweilen, aber die müssen halt sein.

Fotonachweis:

Und denken Sie daran.

Fit wie ein Turnschuh mit Baobab.

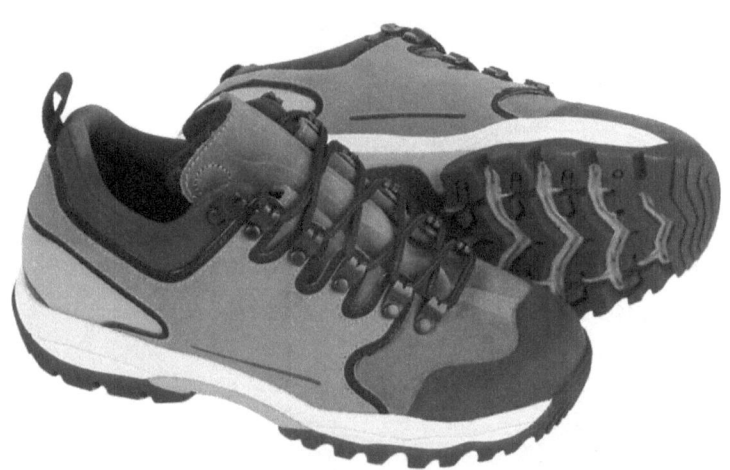

Da ist was Wahres dran....